COMMENT SOIGNE

LA FRACTURE DE DUPUYTREN

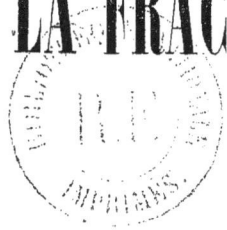

PAR

M. Joseph MAILHÉ

DOCTEUR EN MÉDECINE

MONTPELLIER

IMPRIMERIE GÉNÉRALE DU MIDI

1912

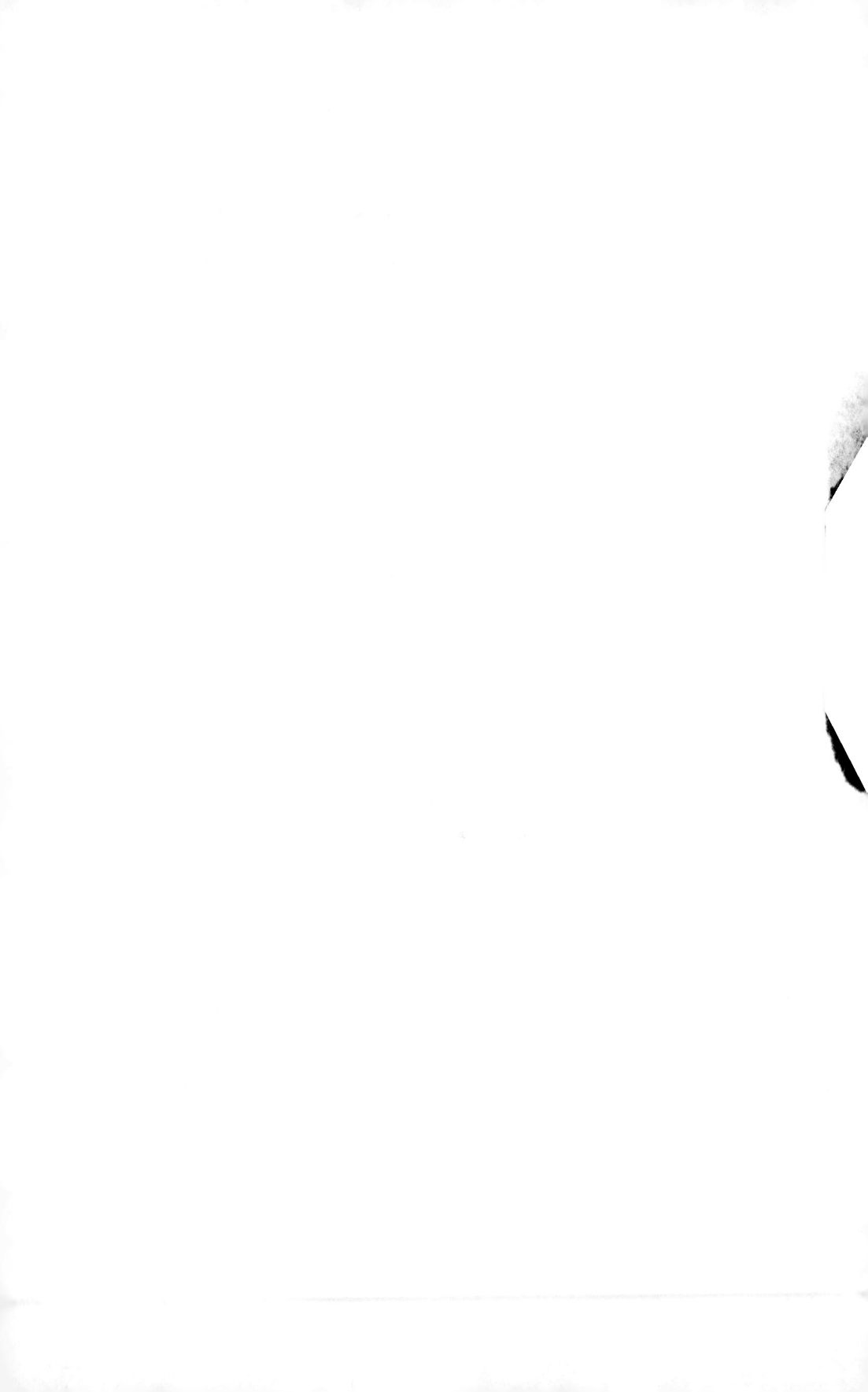

COMMENT SOIGNER

LA FRACTURE DE DUPUYTREN

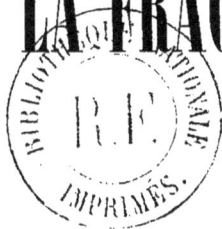

PAR

M. Joseph MAILHÉ

DOCTEUR EN MÉDECINE

MONTPELLIER

IMPRIMERIE GÉNÉRALE DU MIDI

1912

LA FRACTURE DE DUPUYTREN

INTRODUCTION

Par sa fréquence, les difficultés qu'il y a à la réduire et à la maintenir réduite, les complications nombreuses dont on n'est jamais à l'abri avec elle, la variété de fracture, dite fracture de Dupuytren, mérite de retenir l'attention. Elle est sans doute de celles dont le diagnostic est aisé ; mais cette facilité avec laquelle le médecin pose son diagnostic doit le prémunir contre les difficultés d'un traitement qui exige, pour être mené à bien, une grande prudence et une surveillance de tous les instants. Jusqu'à présent, aucune formule précise n'est venue fixer définitivement la technique à suivre ; les procédés mis en œuvre pour l'obtention de la guérison ont, le plus souvent, donné de bons résultats, parfois des insuccès notoires. Et, à l'heure actuelle, malgré les travaux et les recherches multiples dont il a été l'objet, le traitement de la fracture de Dupuytren constitue une grosse difficulté de la pratique journalière.

De profondes transformations dans le traitement des fractures en général sont d'ailleurs en train de s'opérer. A leur sujet, la doctrine médicale est loin d'être établie, et un certain flottement se manifeste dans les idées thérapeutiques dominantes. Les recherches radiographiques ont encore accru cette sorte de malaise en montrant les résultats fréquemment insuffisants des réductions et des consolidations obtenues par des procédés qui jouissaient autrefois d'une haute réputation clinique : extension et contre-extension continues, immobilisation de longue durée, massages, etc. Aussi la question du traitement des fractures est revenue à l'ordre du jour. Son importance pratique s'accroît à mesure que le malade, devenu plus exigeant, s'habitue à s'adresser aux magistrats quand il estime insuffisants les résultats thérapeutiques obtenus. Et la loi des accidents du travail vient obliger journellement le médecin à évaluer exactement l'incapacité fonctionnelle permanente ou transitoire de ces traumatismes.

Le sujet est avant tout pratique ; le côté théorique sera volontairement négligé. Quelques lignes indispensables seront consacrées à la définition, à la symptomatologie et au diagnostic de la fracture de Dupuytren. Nous exposerons ensuite les indications qu'un traitement rationnel doit suivre, et les dangers qu'il doit éviter ; les méthodes couramment employées pour obtenir la guérison ; le traitement consécutif à la consolidation. Enfin l'exposé des résultats obtenus sera la conséquence logique de cette brève étude : ce qui nous amènera à les apprécier au point de vue des accidents du travail.

Les cas difficiles nécessitant une intervention plus énergique, l'intervention sanglante dans la plupart des cas, seront examinés à leur tour.

La dernière partie sera consacrée exclusivement à l'exposé de quelques observations typiques, dues la plupart à l'obligeance de M. le Professeur Soubeyran.

M. le Professeur Granel a bien voulu consentir à présider notre thèse. Venue après tant d'autres, cette marque de bienveillante bonté et d'amicale sympathie ne nous a pas surpris. Nous le remercions bien sincèrement ici de l'intérêt qu'il nous a porté au cours de nos études, et des excellents conseils qu'il n'a cessé de nous donner.

M. le Professeur Soubeyran nous permettra de lui témoigner ici toute notre gratitude. Nous connaissant à peine, il a bien voulu s'occuper de nous et inspirer cette thèse : nous ne saurions l'oublier.

Nos maîtres de l'hôpital d'Arles, les Docteurs Auriol, Rey Félix, Urpar, nous permettront de leur dire combien nous avons apprécié leur enseignement, essentiellement pratique, qui va nous être si précieux dans l'exercice de jour en jour plus délicat de la profession médicale. Leurs conseils de praticiens avertis ont heureusement complété des données théoriques, parfois bien abstraites, d'intérêt secondaire au point de vue professionnel, et pourtant combien indispensables !

CHAPITRE PREMIER

Définition, Symptômes et Diagnostic

On appelle généralement aujourd'hui fracture de Dupuytren une variété de fracture de l'extrémité inférieure de la jambe, caractérisée par :

a) L'arrachement de la malléole tibiale à sa base ;

b) La fracture de la diaphyse péronière, à sept centimètres environ de l'extrémité inférieure du péroné ;

c) Souvent, mais non toujours, l'arrachement d'un fragment cunéiforme de la partie externe de l'extrémité inférieure du tibia.

Ce sont là, en effet, les lésions essentielles de la fracture, variant d'importance avec chaque cas : lésions des malléoles interne et externe, lésions de la mortaise tibio-péronière : diastasis du cou-de-pied, etc.

Le mécanisme de leur production a été élucidé par Tillaux : elles sont dues le plus souvent au renversement du pied en dehors. Dans un cas type, pris en exemple, l'axe suivant lequel se transmet le poids du corps ne tombe plus directement sur le solide massif osseux astragalo-calcanéen, mais obliquement sur le ligament latéral interne de l'articulation tibio-tarsienne : le ligament, très solide, peut résister à la poussée, ou se rompre, ou se désinsérer en entraînant la malléole tibiale. A ces trois degrés dans les lésions, répondent trois degrés dans les symptômes : ceux de la foulure, de l'entorse vraie, de la fracture.

La malléole interne détachée, l'articulation tend à s'ouvrir de plus en plus, sur son côté interne, si la pression transmise par le pilier osseux tibio-péronier continue à agir : les surfaces articulaires s'écartent comme deux valves. La malléole péronière appuie de tout son poids sur la face externe de l'astragale ; le péroné se rompt en un point de moindre résistance, à sept centimètres environ au-dessus de son extrémité inférieure. Enfin, libéré de toute attache malléolaire, le massif astragalo-calcanéen, sous la poussée du corps et la rétraction du puissant tendon d'Achille, inséré au calcanéum, glisse en arrière et en dehors.

De cet exposé théorique du mécanisme de production de la fracture, découlent les grands signes cliniques qui suffisent le plus souvent au diagnostic, par la seule inspection :

a) Le coup de hache de Dupuytren ;

b) Le glissement du pied en arrière et en dehors, et la saillie exagérée du talon ;

c) L'élargissement du cou-de-pied.

Ces signes sont nets, d'ordinaire, si du moins le malade est vu par le médecin peu de temps après l'accident ; mais le gonflement et les ecchymoses, qui ne tardent pas à apparaître, peuvent les effacer partiellement ou totalement.

La palpation, dont il faut savoir s'abstenir le plus possible, autant pour éviter au blessé des souffrances inutiles, que pour ne pas risquer d'aggraver des désordres déjà profonds, nous permettra d'asseoir définitivement le diagnostic par la recherche :

a) Des points douloureux et de leur siège sur les os ;

b) De la crépitation osseuse ;

c) Du ballottement de l'astragale.

Ce sont là les grands signes qui permettent d'affirmer à coup sûr, dans la plupart des cas, l'existence d'une fracture de Dupuytren, et de la différencier des autres affections traumatiques du pied.

L'entorse du cou-de-pied se caractérise par un gonflement périarticulaire plus accusé, des ecchymoses plus étendues, une douleur plus diffuse, avec, toutefois, un maximum localisé au niveau de l'interligne articulaire ; par l'absence de déviation du pied.

La luxation du pied en arrière se reconnaît à l'absence de points douloureux sur les os, et des grands signes de fracture ; le pied n'est pas dévié.

La fracture sus-malléolaire donne une déviation du pied ; mais la coudure siège au-dessus du cou-de-pied ; et toute l'extrémité inférieure de la jambe est portée en dehors.

La fracture bimalléolaire par adduction présente un pied dévié en dedans, sans signe de coup de hache.

La fracture de l'astragale ne donne pas au pied de déformation caractéristique. Elle a pu se produire par écrasement, le tibia s'engageant entre les deux fragments séparés de l'astragale. Elle a pu se produire par arrachement, les ligaments astragalo-malléolaires postérieurs résistant dans un mouvement d'hyperflexion du pied. Dans l'un et l'autre cas, il n'y a pas de coup de hache, pas de déviation du pied en dehors, pas de saillie exagérée du talon.

La radiographie est un excellent moyen de contrôle ; elle est pratiquée aussi souvent que possible : elle seule lève tous les doutes.

Le grossier schéma de la fracture de Dupuytren, ainsi esquissé, comporte de multiples modalités cliniques. Les lésions osseuses ou ligamenteuses de cette fracture varient beaucoup par leur siège, leur forme, leur importance, révélées par des symptômes, ou plus nets ou moins accusés, qui rappellent toujours les quelques signes essentiels, énumérés plus haut. Et, suivant la gravité des lésions, on peut, avec Chaput, établir quelques types cliniques, auxquels tous les cas qui peuvent se produire sont aisément réductibles.

1. Les cas légers ou frustes, mal connus, sont intermédiaires à l'entorse du cou-de-pied et à la vraie fracture malléolaire.

2. Les cas moyens, les plus fréquents, sont caractérisés par des ecchymoses et une tuméfaction assez marquée du cou-de-

pied, par le coup de hache, la déviation nette mais légère du pied en dehors (sans déviation en arrière), le choc astragalien sans ballottement du pied.

3. Les cas graves : la mortaise tibio-péronière est disloquée ; le pied est très dévié en arrière et en dehors ; le ballottement est très marqué ; le gonflement considérable. La déviation du pied est difficile à réduire et à maintenir : elle se reproduit aisément après réduction.

4. Les cas très graves comprennent les fractures comminutives, les fractures à grand déplacement, avec diastasis total de l'articulation, luxation complète de l'astragale en arrière, etc.

C'est encore la radiographie qui, seule, rend possible le diagnostic exact de ces variétés de fractures. Leur pronostic est d'une haute importance clinique. Car d'abord, la gravité des lésions peut faire décider du choix de telle ou telle méthode de traitement. Et, ensuite, il importe, s'il s'agit d'un accidenté du travail, de pouvoir fixer, approximativement, la durée du traitement, et l'incapacité permanente ou transitoire qu'entraîne la blessure.

CHAPITRE II

Les Indications

En présence d'une fracture de Dupuytren, comme en présence de toute autre fracture, le praticien se propose un double but : rétablir la forme du membre atteint, sauvegarder ou restaurer sa fonction. Cette formule de Gosselin énonce un problème difficile à résoudre : d'une part, l'immobilisation et la contention de longue durée sont nécessaires pour obtenir un cal solide et résistant ; de l'autre, le mouvement est indispensable pour sauvegarder la fonction, c'est-à-dire le libre jeu des articulations voisines, des muscles et des tendons. Il y a là une contradiction apparente à laquelle se sont heurtées beaucoup de méthodes. Car il est difficile d'appliquer simultanément les deux principes inclus dans la formule de Gosselin. Il est plus logique de diviser en deux phases tout traitement des fractures : la phase de repos, la phase d'immobilisation. Certains chirurgiens accordent plus d'importance à l'immobilisation de longue durée ; dans les conceptions modernes, la mobilisation précoce, combinée au massage, paraît l'emporter.

Pour rétablir la forme, c'est-à-dire éviter les déformations vicieuses, les raccourcissements, les exostoses, les cals défectueux, exubérants, si préjudiciables au bon fonctionnement ultérieur du membre, il faut d'abord bien réduire et maintenir la fracture parfaitement réduite. Dans la fracture de Dupuytren, le grand danger vient du déjettement du pied en dehors et en arrière ; il faut, à tout prix, éviter la réalisation toujours possible, par consolidation vicieuse, d'un pied-bot valgus, ou d'un raccourcissement notable de la jambe, qui se traduiront l'un et l'autre, plus tard, par une boiterie, difficile ou impossible à corriger.

La réduction parfaite doit se faire en plusieurs temps :

a) Suivant la longueur des os, tibia et péroné, afin de supprimer tout chevauchement et tout raccourcissement ;

b) Suivant leur largeur, afin d'éviter le déplacement angulaire, et le pied-bot qui en est la conséquence ;

c) Suivant leur axe, afin d'éviter toute rotation du pied en dedans ou en dehors.

Pour maintenir la fracture réduite, on a le choix entre plusieurs appareils : au praticien de choisir parmi eux celui qui convient le mieux à telle ou telle fracture de Dupuytren simple, ou compliquée, ou comminutive, à grand ou à faible déplacement, avec plus ou moins de gonflement, etc. Dans tous les cas, l'appareil choisi doit pouvoir permettre une surveillance efficace du foyer de fracture, c'est-à-dire être largement échancré, et être modifiable constamment, suivant la phase du traitement, jusqu'à consolidation parfaite.

Pour sauvegarder la fonction, et, par conséquent, éviter les atrophies et les raideurs musculaires, les rétractions tendineuses, les ankyloses, il n'est pas d'autres ressources que la mobilisation méthodique, précoce, mais prudente, combinée aux massages, aux douches et aux bains locaux.

Ce sont là les principes que l'on retrouve dans les grandes méthodes thérapeutiques, les unes accordant plus d'importance à la fonction, les autres à la forme. Il faut citer l'immobilisation, l'extension continue, la mobilisation et le massage, la méthode ambulatoire, la méthode sanglante. Cette dernière était d'un usage exceptionnel autrefois ; elle prend de nos jours une place de plus en plus considérable, elle tire ses indications les plus formelles des fractures largement ouvertes, des fractures à grand déplacement, et de contention difficile, dans lesquelles on ne saurait attendre, avec les méthodes ordinaires, un bon rendement fonctionnel ; elle est enfin la méthode de choix dans les cas difficiles, où les autres méthodes ont abouti à un médiocre résultat qu'il s'agit de corriger.

CHAPITRE III

La Réduction correcte

Aucune hésitation n'est légitime, aucun retard excusable dans la réduction d'une fracture de Dupuytren, dûment diagnostiquée. De la précocité et de la rapidité de l'intervention peut dépendre l'efficacité du traitement : il faut diagnostiquer et réduire.

Le blessé est placé dans le décubitus dorsal, sur un plan résistant, par exemple une table. Il doit être tout d'abord anesthésié. Exception faite des cas faciles où le déplacement est léger, la déformation à peine marquée, la contracture peu accusée, et où, partant, les manœuvres de réduction seront légères et peu douloureuses, l'anesthésie générale, régionale ou locale est une règle à peu près absolue. Elle seule permet de lutter efficacement contre la douleur et la contracture, ces deux grands obstacles aux réductions correctes. En apaisant les souffrances du blessé, en donnant aux muscles, aux tendons, aux ligaments, leur flaccidité naturelle, en supprimant la contracture, l'anesthésie est le meilleur auxiliaire de l'opérateur.

L'anesthésie générale est parfaite ; elle convient aux fractures graves, anciennes, avec fortes contractures musculaires, dans les milieux hospitaliers où le chirurgien peut compter sur des aides dévoués, intelligents. Mais avec elle on n'est jamais à l'abri des accidents graves, même mortels. Elle ne peut être employée qu'avec une extrême prudence.

L'anesthésie régionale, la rachianesthésie par la cocaïne et la stovaïne offre à peu près les mêmés avantages et les mêmes inconvénicnts que la précédente. Mais encore plus que celle-là, elle ne peut dépasser les limites des milieux hospitaliers ; elle est d'application plus restreinte, on ne peut en user que pour les membres inférieurs.

L'anesthésie locale obtenue par l'injection de cocaïne, de stovaïne, d'holocaïne, de novocaïne dans le foyer de fracture ou dans son voisinage, tend à prendre une place de plus en plus importante dans la pratique courante. On emploie surtout la cocaïne. L'analgésie est aisée à obtenir, d'une technique et d'une instrumentation simples. Le praticien peut y procéder seul, sans le concours d'un aide. Elle ne présente aucun danger. Si l'on se conforme aux préceptes de Reclus, on n'a pas à redouter l'intoxication cocaïnique ; et avec une asepsie rigoureuse, on ne court pas le risque d'infecter secondairement le foyer de fracture.

Il faut disposer simplement d'une seringue de Luer, de quelques aiguilles, en platine iridié de préférence, stérilisables par l'ébullition prolongée ; d'une solution de cocaïne à 1 p. 200. A ce titre, les propriétés analgésiantes de la cocaïne sont suffisamment conservées, et le poison plus dilué est moins toxique. Sous le couvert d'une asepsie rigoureuse, pratiquée suivant les règles habituelles, après imprégnation de la peau de la région où l'on va opérer avec la teinture d'iode, après désinfection des mains, on procède à l'anesthésie par injection au niveau du foyer de fracture, et dans son voisinage, de préférence entre les surfaces osseuses disjointes, de quelques centimètres cubes de la solution à 1 p. 200 : on peut injecter 10 cc. et même plus. Après une attente de cinq minutes, au minimum, l'analgésie est installée. Le blessé indique lui-même qu'il ne ressent plus de douleur, et l'opérateur se rend compte qu'il n'existe plus de contracture.

Le moment est venu de réduire. Il importe de rappeler ici les lésions fondamentales de la fracture de Dupuytren ; elles indiquent en quelque sorte le sens dans lequel devront être dirigés les mouvements de réduction. Par l'effet du traumatisme, le pied a été porté tout entier en arrière, et l'astragale subluxé est venu buter contre le rebord postérieur du plateau tibial et s'y est immobilisé : il y a donc nécessité absolue à ramener le pied en avant ; et, pour faire passer l'astragale sous le plateau tibial, à attirer d'abord fortement en bas le tarse tout entier. Le pied, de plus, a été porté en dehors ; il faut le ramener en dedans. Enfin, la mortaise tibio-péronière a été disjointe : il importe de replacer les deux malléoles au contact de l'astragale.

La réduction s'opérera donc en quatre temps, bien séparés théoriquement :

1. Le pied est attiré fortement en bas ;
2. Il est ramené en avant ;
3. Il est reporté en dedans ;
4. Les deux malléoles sont remises en place.

Pratiquement, ces divers temps se pénètrent et se confondent.

Le blessé étant en position convenable et anesthésié, comme il a été dit, la contre-extension est confiée à un aide vigoureux placé de manière à tourner le dos au blessé, du côté du membre fracturé ; il saisit la jambe à pleines mains, à 15 centimètres environ au-dessus de la fracture, et la maintient au-dessus du plan de la table. L'opérateur, face au blessé, se place à l'extrémité de la table. Il étreint de la main gauche l'avant-pied, de la main droite le talon ; et, combinant l'extension à la contre-extension de l'aide, il attire fortement à lui le pied tout entier, pour l'abaisser et ramener l'astragale sous la mortaise, tandis que l'aide réalise un mouvement inverse de traction. L'opérateur tire énergiquement, de façon continue ; il sent le pied venir doucement à lui ; et, au bout de quelques instants, un claquement caractéristique, un véritable déclic vient souvent indiquer que l'astragale a repris sa place sous le tibia. Ce premier temps dure à peine une minute.

Sans interruption aucune, lui succède le second temps. La

position des mains du chirurgien et de l'aide reste la même ; la traction faite par l'un et l'autre, en sens inverse, est aussi énergique et continue à s'exercer dans l'axe du membre. Alors, mais alors seulement, l'aide repousse la jambe du blessé vers le plan de la table, et l'opérateur porte le pied en avant, c'est-à-dire en haut (le blessé étant couché). Il peut se faire qu'on entende à ce moment-là le déclic caractéristique annonçant que l'astragale a repris sa place dans la mortaise, si on ne l'a pas perçu à la fin du premier temps, comme cela peut arriver. Dans certains cas, même, aucun signe ne vient révéler la réduction de l'astragale ; et, il faut alors se rendre compte, pour pouvoir affirmer que la réduction s'est faite, de la disparition de la plupart des signes trahissant la sub-luxation du pied en arrière : plus de saillie exagérée du talon ; plus de saillie au cou-de-pied du rebord antérieur du plateau tibial ; plus de raccourcissement du dos du pied, etc.

Le troisième temps, qui consiste à reporter le pied en dedans, s'effectue aisément, quand le second temps a réussi. Mais il faut ici reporter en dedans, et le pied et les malléoles : aussi le 3⁰ et le 4⁰ temps se confondent en un seul. L'opéra-teur y arrive en déplaçant un peu la main qui maintient le talon, le pouce appuyant sur l'une des malléoles, les autres doigts réunis sur l'autre malléole. Cette précaution a pour but d'éviter un mouvement de bascule, toujours possible, qui aurait pour résultat de porter en dehors l'extrémité supérieure des fragments malléolaires. A ce mouvement de translation totale du pied et des malléoles, se combinera un mouvement de rotation interne forcée du pied, et un mouvement de flexion. On aura ainsi une attitude en varus à angle droit, et, du même coup, se trouveront réalisés le 3⁰ et le 4⁰ temps de la réduction. Il importe que le pied soit nettement en varus, afin d'éviter la formation d'un pied-bot valgus, qui a toujours tendance à se produire.

Ainsi, dans la description ci-dessus, de la technique à em-ployer pour réduire une fracture de Dupuytren, on retrouve appliquées les trois principales règles qu'il faut observer pour bien réduire toute fracture :

1. Réduction suivant la longueur des os, obtenue dans les deux premiers temps ;

2. Réduction suivant la largeur, obtenue dans le troisième temps ;

3. Réduction suivant l'axe, obtenue dans le quatrième.

Avant d'appliquer sur la fracture réduite un appareil immobilisateur, destiné à la maintenir le temps nécessaire à la consolidation, il convient de contrôler une dernière fois la perfection de la réduction, de s'assurer si la coaptation des fragments est complète. Ce contrôle peut s'exercer aussitôt après par la recherche de quelques signes cliniques de grande valeur ; ou bien, plus tard, par l'épreuve décisive de la radiographie. Le résultat obtenu sera jugé bon cliniquement :

1. Si toute saillie du rebord antérieur du plateau tibial a disparu à la palpation ;

2. Si l'axe prolongé de la jambe, passant normalement par la crête du tibia, vient à passer par le second orteil, et plutôt en dehors ;

3. Si le pied est très en valgus, à angle droit ;

4. Si la pointe du gros orteil, le bord externe de la rotule et l'épine iliaque antéro-supérieure se trouvent sur une même ligne droite.

Incontestablement, la radiographie seule fournira une preuve décisive et donnera la certitude absolue d'une réduction parfaite. Mais, dans bien des cas, par impossibilité matérielle, ou pour des raisons d'économie, on ne pourra recourir à l'épreuve radiographique. Aussi, la recherche des signes cliniques ci-dessus énumérés conserve-t-elle une haute importance pratique. Elle permet d'ailleurs l'application de l'appareil aussitôt après la réduction et ne cause ainsi aucune perte de temps.

Est-ce à dire que l'on réussit toujours dans la réduction d'une fracture de Dupuytren ? Le chirurgien se voit dans certains cas obligé de renouveler plusieurs fois ses tentatives

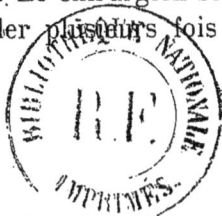

avant d'obtenir un résultat satisfaisant. Même, il se peut que, malgré toutes les manœuvres tentées, la réduction soit impossible à obtenir. Il faut alors, comme il sera dit plus loin, recourir à l'intervention sanglante, qui seule donnera de bons résultats. Tout obstacle insurmontable à la réduction est une indication formelle à l'intervention sanglante : dans ces cas-là, d'ailleurs, l'anesthésie générale et l'asepsie, bien appliquées et bien surveillées, sont deux précieux auxiliaires qui permettent de pratiquer sans danger ces opérations réputées autrefois dangereuses, et qui sortent de la pratique courante. Elles appartiennent en effet aux spécialistes.

CHAPITRE IV

L'Immobilisation

La fracture de Dupuytren doit être maintenue réduite pendant un temps relativement long. Les procédés chirurgicaux tendant à ce but sont nombreux ; rappelons les principaux : l'immobilisation simple, l'extension continue, le massage et la mobilisation précoces, la méthode ambulatoire, la méthode sanglante : chacun d'eux comporte à son tour plusieurs modalités.

D'emblée, une place à part doit être faite à la méthode de réduction sanglante, dont il sera parlé plus loin. Mais il est dès maintenant certain qu'elle ne peut donner de bons résultats que dans les hôpitaux ou les cliniques, où peuvent s'appliquer dans toute leur rigueur les règles de l'asepsie, et qu'elle ne saurait entrer dans la pratique courante.

Parmi les procédés que tous les médecins peuvent être appelés à employer un jour, au gré des circonstances, il en est un qui prédomine et s'impose par l'ancienneté de son origine : c'est le procédé de l'immobilisation simple, qui se définit de lui-même : la fixation du membre fracturé dans un appareil rigide qui empêche tout mouvement. Malgré le discrédit dans lequel il est tombé, dans certains milieux hospitaliers, ce procédé restera encore longtemps le procédé de choix dans le traitement de la plupart des fractures. Il y a des raisons à cette préférence :

1. L'immobilisation comporte une technique simple et elle est d'application peu coûteuse et facile ;

2. Elle peut s'employer partout, dans toutes circonstances, souvent avec des moyens de fortune ;

3. Elle réduit au minimum nécessaire la surveillance ultérieure de la fracture après réduction ;

4. Elle permet une bonne contention des segments fracturés et donne des résultats satisfaisants.

Il est vrai qu'on peut reprocher à cette méthode de mal rétablir la forme du membre, de compromettre gravement sa fonction en raison de cette immobilisation trop longue, de menacer même parfois l'état général du malade. Mais quelle méthode n'a-t-elle pas des inconvénients, au moins aussi graves ? L'extension continue ou le massage précoces tiennent moins compte encore de la forme du membre ; ils exigent une surveillance constante sous peine de donner les plus déplorables résultats. La méthode ambulatoire n'en est encore qu'à ses débuts ; elle n'a pas encore d'indications bien précises, ni de technique bien définie ; elle est trop récente pour passer, sans expérience ni contrôle nouveaux, dans la pratique journalière.

L'immobilisation de longue durée est le procédé que nous retenons et que nous allons décrire avec quelques détails. Les indications les plus précises sont les fractures avec déviation du pied, déplacements de l'astragale, fragments tibiaux et péronéaux peu écartés, etc.

L'appareil plâtré est l'appareil le plus souvent employé pour obtenir l'immobilisation. Il est aisé à appliquer, et, bien sec, il est d'une rigidité parfaite. Toutefois, dans les cas d'urgence, et dans l'attente d'un appareil meilleur, quand on n'a pas à portée les matériaux nécessaires, à la confection d'un plâtré, on réalise d'emblée la première indication du traitement, qui est de calmer la douleur en immobilisant, par l'emploi d'attelles, en bois, en carton, en métal, ou de gouttières, ou même du vieil appareil de Scultet, mais surtout de l'appareil de Dupuytren. Ce dernier appareil, essentiellement formé d'une forte attelle en bois, assez longue pour déborder la jambe en haut et en bas, et d'un coussin rempli de sciure de bois, s'applique de la façon suivante : contre le tibia, c'est-à-dire en dedans, sont placés suivant leur longueur, le coussin, et par dessus, l'attelle qui dépasse le coussin à sa partie inférieure. Le pied est mis en adduction forcée et maintenu dans cette position par des tours de bande qui le ramènent contre l'attelle.

Mais ce ne sont là que des appareils d'urgence, qu'un bon plâtré doit remplacer au plus vite. Beaucoup de chirurgiens sont d'avis d'appliquer le plâtré aussitôt après l'accident ; ils n'attendent pas que le gonflement accompagnant d'ordinaire la fracture ait disparu. Si, plus tard, le membre diminue de volume, et s'il a trop de jeu dans le premier appareil, ils le remplacent par un second mieux adapté.

L'appareil définitivement choisi doit être celui de Hergott, ou celui de Maisonneuve. Les plâtrés faits avec des bandes entourant complètement la circonférence du membre sont à rejeter. De tels appareils sont de véritables cylindres engainant la jambe, inamovibles et supprimant toute surveillance au cours du traitement, ou trop grands et incapables d'assurer une immobilisation rigoureuse ; ou trop serrés, et occasionnant un véritable étranglement du membre avec tous les accidents de gangrène et de sphacèle consécutifs. La gouttière de Hergott et les attelles de Maisonneuve laissent à découvert le tiers antérieur de la circonférence de la jambe ; elles permettent une surveillance continue du foyer de fracture, avantage considérable, dans le cas de fracture ouverte surtout, qui suffit seul à motiver la préférence en leur faveur.

La gouttière de Hergott, sur la description de laquelle il est inutile d'insister, est d'application plus facile. Elle est taillée dans seize épaisseurs de tarlatane, et découpée suivant les dimensions en longueur et en largeur de la jambe à immobiliser. Elle remonte à vingt centimètres environ au-dessus du genou, et elle engaine étroitement le talon. Essayée sur le membre avant d'être roulée dans le plâtre, elle doit envelopper la jambe entièrement, car il faut compter sur une rétraction de un tiers après le plâtrage. Enfin, une fois imprégnée de bouillie plâtrée, elle est moulée sur la fracture réduite, et est maintenue par un aide le temps nécessaire à la dessiccation. Après dessiccation complète, l'aide, contrôlant la réduction, doit, sur une même ligne droite, rencontrer la pointe du gros orteil, le bord externe de la rotule, et l'épine iliaque antéro-supérieure du même côté.

Les attelles de Maisonneuve sont plus malaisées à appliquer : elles demandent le concours d'un ou de plusieurs aides. Ces attelles sont au nombre de deux : l'une, dite postérieure, est une véritable petite gouttière, étreignant en arrière la jambe et le pied ; l'autre, dite « en étrier », est une attelle double qui, partie de mi-cuisse, descend sur une des faces latérales de la jambe, contourne en étrier la partie moyenne de la plante du pied, et remonte sur la face latérale opposée jusqu'au niveau d'où elle est partie. Les deux attelles sont découpées dans une pièce de tarlatane, suivant des mesures précises, prises sur le membre sain, et non sur le membre malade, afin d'éviter au blessé tout contact ou tout mouvement douloureux. L'attelle postérieure s'étend en longueur, de la partie moyenne de la cuisse aux plis plantaires de flexion des orteils, en contournant très exactement le talon. L'attelle en étrier mesure, en longueur, un peu plus du double de la première. L'une et l'autre comportent seize épaisseurs de tarlatane, et elles ont de 15 à 20 centimètres de largeur.

L'attelle postérieure, roulée dans la bouillie plâtrée faite de plâtre de Paris, et d'eau froide à parties égales, est placée la première. Un aide saisit les deux angles supérieurs ; un autre, les deux angles inférieurs. L'attelle, bien étirée et bien lisse, est portée et aussitôt appliquée sous la jambe fracturée que l'opérateur soutient, puis modelée avec soin sur les saillies du genou, du mollet, du talon, du cou-de-pied. L'extrémité supérieure remonte à mi-cuisse ; l'inférieure vient recouvrir la plante du pied et les orteils qu'elle dépasse ; et toute cette partie qui déborde est rabattue sur la plante, laissant les orteils libres.

On passe à l'apposition de l'attelle-étrier : sa partie médiane est au contact de la plante du pied ; les deux chefs, ramenés sur les malléoles et moulés sur elles, remontent sur les faces latérales de la jambe jusqu'au-dessus du genou, et se terminent sur la cuisse au même niveau que l'attelle postérieure. Le long de leur trajet, elles recouvrent les bords latéraux de cette dernière de un ou deux travers de doigt.

Les attelles en place, il ne reste plus qu'à les maintenir fixées, par quelques tours de bande, jusqu'à dessiccation complète, la bonne position de la jambe et du pied ayant été contrôlée une dernière fois. Ainsi appliquées, ces attelles suffisent à la contention de la plupart des fractures de Dupuytren. Toutefois, afin d'augmenter encore leur solidité, et, surtout, afin d'éviter le renversement du pied en dehors, il peut être parfois nécessaire de les renforcer par une troisième attelle, externe, taillée et appliquée de la même manière que les autres ; ou même, plus simplement, par l'appareil de Dupuytren, appliqué par dessus la moitié interne de l'attelle en étrier, le grand avantage de cet appareil étant de ramener de force le pied en dedans.

Dans tous les cas, le chirurgien n'est autorisé à laisser le blessé qu'après dessiccation complète du plâtre. Il importe que, jusqu'à ce moment, le membre soit maintenu et que la réduction reste correcte. Dans les heures qui suivent, il suffit de surveiller attentivement le membre, surtout l'état de sa circulation. Le refroidissement trop marqué du pied, la teinte violacée des orteils devront mettre en garde contre un étranglement trop accusé et autoriseront le desserrement de l'appareil et l'ablation des bandes de toile. En l'absence de tout symptôme alarmant, les bandes de toile seront laissées en place vingt-quatre heures au moins. On les remplacera alors par quelques bracelets de diachylon très adhésif.

Si, plus tard, par suite de la diminution dans le gonflement, ou pour tout autre motif, l'appareil devient trop grand, on peut essayer de le resserrer par quelques tours de bande. Si l'on n'y réussit pas, il faut délibérément enlever ce premier plâtre et le remplacer aussitôt par un second. Il en est de même, à plus forte raison, si l'on s'aperçoit que la réduction est imparfaite. La radiographie prend ici encore une grande importance et donne une certitude absolue.

L'appareil immobilisateur est maintenu en place pendant cinquante jours au moins.

Au bout de cinquante jours, le membre est sorti de l'appareil, avec beaucoup de prudence. Le pied est saisi d'une main, la jambe de l'autre ; et avec soin, on recherche, si le cal est le siège de mouvements anormaux provoqués, s'il ne se produit plus de phénomènes de choc, de ballottement ou de bascule. La solidité du cal ainsi mise à l'épreuve en l'absence complète des signes ci-dessus, le membre est laissé libre hors du plâtre, enveloppé simplement dans un bandage circulaire compressif. Toutefois, l'heure n'est pas encore venue de faire marcher le malade. Si le praticien conserve quelque doute, il doit sans hésiter prolonger l'immobilisation jusqu'à nouvelle épreuve : car il est fréquent, dans les fractures par abduction, d'observer des retards de consolidation. Terrillon cite des consolidations obtenues après dix, quinze mois seulement. Ou bien, on observe les faits suivants : un blessé a été immobilisé dans un plâtré le temps jugé nécessaire ; son membre en a été retiré correctement consolidé, le cal paraît solide ; et voici qu'au bout de quelques jours, peu à peu, le pied s'est dévié en dehors, et un pied-bot valgus s'est formé sous les yeux du médecin impuissant.

Pendant la convalescence, après consolidation, le blessé n'est pas perdu de vue, mais au contraire surveillé plus attentivement que jamais. La jambe est laissée libre hors du plâtre pendant quinze jours au moins ; et seulement au bout de ce laps de temps, et si rien de fâcheux n'a été observé, on autorise le blessé à mettre prudemment le pied à terre.

CHAPITRE V

Le Traitement consécutif et les Résultats

Après la longue immobilisation nécessaire à la consolidation, et après l'ablation définitive de l'appareil, le blessé entre en convalescence. Ce n'est en somme que la première période du traitement qui a pris fin, celle qui avait surtout pour but de restaurer le membre dans sa forme première. Il faut, en une seconde phase, lui faire recouvrer sa fonction. Et c'est ici qu'interviennent le massage et la mobilisation de l'articulation, destinés à combattre les raideurs musculaires ou tendineuses qui ont pu s'installer durant la première phase.

Le massage, aussitôt après la sortie de l'appareil, est pratiqué tous les jours, progressivement, méthodiquement, le long des tendons et des muscles extenseurs et fléchisseurs. Il facilite la résorption des matériaux morts, du sang épanché et coagulé, de la sérosité, encombrant encore le foyer de fracture. Il favorise la circulation de retour et la résorption des œdèmes ; il tonifie les muscles et il favorise l'effacement progressif du cal. A aucun moment, s'ils sont bien faits, les mouvements progressivement plus appuyés et plus étendus du massage ne doivent provoquer de la douleur.

Après quelques séances préliminaires de massages, sur la jambe inerte sur le plan du lit, on se hasarde très prudemment et très doucement à mobiliser l'articulation du cou-de-pied. Aux mouvements provoqués succèdent les mouvements spontanés que le blessé exécute sur l'ordre du chirurgien. Ils augmentent tous les jours d'amplitude ; et, plusieurs fois dans la journée, ils sont renouvelés par le malade lui-même.

Enfin, au bout de quinze jours, le malade autorisé à poser son pied à terre, s'essaie avec l'aide indispensable des béquilles, à appuyer légèrement sur la jambe fracturée ; et il répartit lui-même le poids de son corps entre les béquilles, le pied sain, le pied malade, de façon à ne provoquer aucune douleur au niveau du foyer de fracture : il est par là le meilleur juge de la solidité de son cal. Au médecin incombe le soin de dépister, par des examens fréquents, tout signe précoce de déviation du pied en dehors, afin de retourner, au moindre symptôme, résolument en arrière, et arrêter ainsi les progrès du mal.

Les résultats obtenus par le mode de traitement qui vient d'être exposé sont loin d'avoir toujours la même valeur. Et toute une gamme de gravité croissante s'observe depuis la réparation parfaite jusqu'à l'ankylose irrémédiable. Ces nombreuses variations dans les résultats relèvent de causes multiples : gravité de la fracture et complications, mode de traitement, capacité professionnelle du médecin, état général antérieur du blessé, maladies diathésiques ou de la nutrition (tuberculose, syphilis, tabes, diabète, rhumatisme, etc.). Intoxications (alcoolisme), etc. Il est toujours d'un grand intérêt pour le médecin de pouvoir apprécier ces résultats. Le problème est particulièrement délicat et difficile à résoudre, quand il s'agit d'évaluer, après un accident du travail, l'incapacité fonctionnelle, permanente ou transitoire, consécutive à une fracture de Dupuytren. Sur quels signes objectifs peut s'appuyer alors l'expert, les symptômes accusés par le blessé ayant toujours moins de valeur à *priori* ?

L'examen d'une ancienne fracture bimolléolaire par abduction doit, comme le conseille Chaput, porter méthodiquement sur les points suivants :

a) Le pied est-il dévié ? Ou bien la déviation du pied en dehors est légère, et elle ne gêne pas la marche ; ou bien elle est très marquée et, le pied étant en valgus, elle s'acompagne d'une saillie exagérée de la malléole interne avec coup de hache en dehors : la marche est difficile, sinon impossible, sans l'aide des béquilles.

b) Les malléoles sont-elles hypertrophiées ? L'hypertrophie des malléoles gêne les mouvements de flexion et d'extension du pied ; la marche est difficile et douloureuse, le pied ne pouvant se fléchir sur la jambe au delà de l'angle droit. L'épaississement du tibia ou du péroné au-dessus des malléoles coexiste souvent avec l'hypertrophie de ces dernières.

c) Existe-t-il un cal défectueux, difforme, exubérant, accompagné d'exostoses volumineuses, dans son voisinage ?

d) Y a-t-il ankylose de l'articulation du cou-de-pied ? Si oui, est-elle partielle ou totale ? Une fracture de l'astragale peut accompagner la fracture de Dupuytren ; dans ce cas surtout, peut se créer un cal unissant en une seule masse osseuse la mortaise tibio-péronière et la poulie astragalienne : l'ankylose est totale. C'est une grave lésion définitive.

e) Existe-t-il des signes d'ostéoarthrite ? L'ostéoarthrite est révélée par l'épaississement osseux, la limitation des mouvements, les douleurs spontanées et provoquées, les craquements.

f) Existe-t-il de l'atrophie musculaire ? Cette lésion est grave et parfois irrémédiable. L'atrophie frappe le plus souvent les muscles de la jambe ; mais elle atteint aussi ceux de la cuisse et même de la fesse.

En résumé, il importe de déceler tous les signes objectifs qui peuvent révéler une gêne dans les fonctions de l'articulation tibio-tarsienne, afin d'apprécier exactement plus tard le degré d'impotence fonctionnelle, déterminé par la lésion originelle. L'examen complet et méthodique doit porter successivement sur le blessé couché, debout, en marche.

Les signes subjectifs, les sensations perçues par le blessé ont moins d'importance ; mais ils doivent entrer eux aussi en ligne de compte. Ce sont des points douloureux, plus ou moins bien localisés ; des tressaillements pénibles, irradiés vers le mollet ou l'avant-pied ; des fourmillements ; une sensation désagréable de froid ou de chaud ; une gêne accusée de la marche ou de la station debout.

En possession de ces divers éléments d'analyse, le praticien est à même de fournir un avis motivé, et, dès lors, de classer, avec Chaput, le résultat obtenu, dans une des catégories suivantes :

1. Résultats très bons : fonctions excellentes, complètes de l'articulation, sans douleur.

2. Résultats assez bons : faible gêne de la marche ; incapacité fonctionnelle allant de 3 à 10 %.

3. Résultats médiocres : déviation légère, ostéoarthrite et hypérostoses ; douleurs ; limitation des mouvements de flexion et d'extension ; atrophie musculaire. La marche est pourtant assez facile, peu fatigante, mais douloureuse. Incapacité de 10 à 30 %.

4. Résultats mauvais : forte déviation du pied en dehors ; coup de hache net ; ostéoarthrite et grande diminution des mouvements du pied, avoisinant l'ankylose totale. La marche est très difficile, sinon impossible. Incapacité de 30 à 40 %.

5. Résultats très mauvais. Déviation très considérable : la marche est impossible et très douloureuse. L'incapacité monte jusqu'à 60 et 70 %. Dans ces derniers cas, il se peut que, pendant un temps souvent tort long, le blessé éprouve en marchant, de vives douleurs dues aux tiraillements ligamenteux ; mais, peu à peu, l'irritation locale due au traumatisme va en diminuant, les douleurs s'apaisent ; le malade conserve un pied difforme, dévié, en valgus, et arrive à marcher sans douleurs. Il se peut aussi que la marche reste indéfiniment douloureuse ; le malade ne s'améliore pas ; une opération seule peut permettre d'obtenir un meilleur résultat.

Parmi les accidentés du travail, il convient de le remarquer, les résultats médiocres sont plus fréquents que parmi les autres blessés, en raison de l'intérêt qu'ils ont à exagérer leurs troubles fonctionnels. Le rôle de l'expert devient dès lors très délicat ; il doit se souvenir constamment que le doute profite au blessé.

CHAPITRE VI

Les Cas difficiles

L'immobilisation en appareil plâtré ne convient pas à toute fracture de Dupuytren. Certains cas, particulièrement graves demandent le traitement plus énergique de l'intervention sanglante, dont les indications, autrefois très restreintes, vont se précisant et se multipliant, grâce aux incessants progrès des techniques chirurgicales.

Cette méthode de l'intervention sanglante s'adresse à deux grandes catégories de fractures :

a) Les fractures récentes, particulièrement graves qui, traitées par d'autres méthodes courantes, sont supposées devoir donner de mauvais résultats.

b) Les fractures anciennes consolidées dont les résultats fonctionnels sont franchement mauvais, et qu'il s'agit de corriger.

Parmi les fractures récentes relevant de l'emploi de cette méthode, citons :

a) Les fractures ouvertes, dont le foyer exposé à l'air et à l'infection doit être nettoyé et aseptisé soigneusement.

b) Les fractures comminutives, à esquilles petites et nombreuses qu'il faut enlever, à fragments multiples largement séparés ;

c) Les fractures très obliques, à fragments en bec de flûte, très difficiles à réduire, surtout à maintenir par les procédés ordinaires de contention ;

d) Les fractures avec déviation forte du pied en dehors ou avec large diastasis articulaire, et lésions graves de la mortaise tibio-péronière.

Dans la catégorie des fractures anciennes, mal réduites et mal consolidées, les indications de l'intervention sanglante sont :

a) Les attitudes vicieuses telles que le pied-bot valgus, attitudes à la fois douloureuses et gênantes, si elles sont un peu accusées ;

b) La flexion insuffisante du pied sur la jambe, n'allant pas au delà de l'angle droit et gênant beaucoup la marche ;

c) Les hyperostoses volumineuses des malléoles ;

d) Les ankyloses en mauvaise position du pied, etc.

La méthode du traitement sanglant des fractures, encore à ses débuts, reste l'apanage presque exclusif de chirugiens spécialistes, particulièrement habiles. Une règle à laquelle est subordonnée la valeur des résultats obtenus domine ici toutes les autres règles : c'est celle de l'asepsie la plus rigoureuse. Toute intervention chirurgicale touchant les fractures doit être rigoureusement aseptique ; et c'est l'unique raison qui, dans beaucoup de cas de pratique courante, ne permet pas l'usage de la méthode sanglante, et qui pendant longtemps, encore, la maintiendra localisée aux seuls milieux hospitaliers.

Fixer au moyen de sutures métalliques définitives les fragments osseux disjoints, tel est le principe de la méthode. Par des incisions convenables, le chirurgien découvre le foyer de fracture ; il le débarrasse de ses caillots et de ses esquilles : il pratique la suture osseuse. Les moyens dont il dispose à cet effet sont très variés et très ingénieux pour la plupart. Parmi les procédés de fixation dont on use actuellement, nous pouvons citer : les fils d'argent ou de laiton ou simplement de soie ou de catgut ; les chevilles osseuses intra-médullaires, les clous perforant les deux fragments ; les vis perforatrices

externes de Lambotte, les agrafes de Dujarrier ; les clamps
à dents implantées dans les fragments osseux de Jaboulay,
bagues de métal de Mauclaire, etc. Les techniques diffèrent
légèrement avec les moyens de contention mis en œuvre.

La suture métallique et les agrafes sont surtout employées,
en France. En Belgique, Lambotte (d'Anvers) procède suivant une méthode profondément originale : « il n'opère que
du 8ᵉ au 15ᵉ jour, lorsque la résorption des exsudats sangins
est faite, et après une préparation soignée de la peau du malade. Il opère au milieu d'une asepsie parfaite, sans jamais
toucher avec les doigts au foyer de fracture ; il utilise une
instrumentation spéciale, perforateurs, crochets à traction,
daviers droits et coudés, parmi lesquels nous mentionnerons
les daviers à dent de lion... Enfin, il fixe les os par des procédés spéciaux :

a) Le vissage simple des fragments, qui doit être, d'après
Lambotte, la base des procédés d'ostéosynthèse. Il a fait cons-
truire des vis munies d'une mèche qui perfore l'os sans recourir à un perforateur spécial.

b) La prothèse métallique perdue, qui se fait au moyen de
plaques d'acier doré ou nickelé appliquées sur les faces latérales des os, et maintenues par des vis.

c) Le cerclage qui, destiné aux fragments très obliques, consiste en deux ou trois cercles bien serrés.

d) Le fixateur de Lambotte, appareil très original mais
d'application très délicate et compliquée. »

Les résultats obtenus par la méthode de Lambotte sont
tout à fait remarquables, d'après Van Bogaert : ce dernier
« assure que la *restitutio ad integrum* de la fonction est la
règle presque constante, pour les fractures traitées par cette
méthode. Il fait remarquer que Lambotte n'opère pas systé-
matiquement toutes les fractures, mais seulement les fractures non réductibles par les méthodes ordinaires, et celles
qui doivent aboutir à un mauvais rendement fonctionnel,
enfin celles où les autres méthodes ont donné antérieurement

de mauvais résultats ». Il est convaincu que l'intervention chirurgicale dans les fractures avec la technique de Lambotte est une des plus grandes conquêtes de la chirurgie moderne. . Il est convaincu aussi qu'elle n'est pas à la portée de tout le monde : « Bonne, indispensable entre les mains des vrais maîtres en chirurgie, elle est dnagereuse, terrible, néfaste entre les mains de ceux qui n'ont de chirurgien que le nom...»

La méthode de Lambotte s'applique à tous les cas de fracture de Dupuytren qui relèvent de l'intervention sanglante. Et comme la clinique en offre de multiples variétés, il est impossible de fixer pour toutes une seule technique opératoire. C'est au chirurgien de décider pour chacun des cas qui peuvent se présenter quels procédés opératoires spéciaux il va employer. C'est à lui à fixer la longueur et la direction des incisions cutanées qui vont lui permettre d'arriver jusqu'au foyer de fracture, à choisir les moyens les plus favorables pour l'obtention d'une immobilisation définitive des fragments, etc.

Dans les fractures malléolaires anciennes, surtout, le traitement sanglant varie avec chaque cas qui se présente. Chaput traite le pied-bot valgus par l'ostéotomie malléolaire, qui permet le redressement du pied en dedans. Trendelenburg préconise l'ostéotomie supramalléolaire. L'hyperostose considérable du tibia, le dénivellement de la mortaise tibio-péronière, l'ankylose de l'articulation du cou-de-pied sont des lésions graves qui ne peuvent être traitées par la simple ostéotomie, et qui demandent la résection tibio-tarsienne, avec conservation de la malléole externe (Chaput, Polaillon).

Ce sont là des opérations qui ne rendent sans doute pas aux membres fracturés toute leur valeur fonctionnelle ; la *restitutio ad integrum* n'est jamais complète ; mais l'incapacité permanente résultant de l'accident, parfois très considérable, peut être réduite de 5 à 15 %, ce qui constitue pour le blessé un bénéfice très appréciable.

CONCLUSIONS ET RÉSUMÉ

1. La variété de fracture bimalléolaire, dite fracture de Dupuytren, assez fréquente en pratique, est une fracture grave qui mérite le traitement le plus attentif et le plus prudent.

2. Les cas légers ou de gravité moyenne doivent être traités par la méthode de l'immobilisation de longue durée. Il est quelquefois nécessaire de réduire la fracture sous anesthésie générale ou locale. Réduire en hypercorrection, c'est-à-dire le pied étant en adduction ; immobiliser durant cinquante jours en gouttière de Hergott, mais de préférence au moyen des attelles de Maisonneuve, renforcées au besoin par l'appareil de Dupuytren disposé en dedans du membre. La jambe hors de l'appareil est massée tous les jours, et le cou-de-pied progressivement mobilisé jusqu'à guérison complète. Le blessé n'est autorisé à mettre pied à terre que deux semaines environ après que la jambe a été sortie de l'appareil.

3. Les fractures récentes difficiles, ou les fractures anciennes mal consolidées peuvent être guéries ou améliorées par la méthode de l'intervention sanglante, notamment suivant les préceptes nouveaux du chirurgien belge Lambotte.

4. La radiographie est toujours d'un grand secours pour le diagnostic, le pronostic, le traitement des fractures de Dupuytren.

OBSERVATIONS

OBSERVATION PREMIÈRE
(Quénu)

M. X..., 27 ans, entre le 18 mai à la salle Boyer, pour une fracture du cou-de-pied, survenue à la suite d'une chute de la hauteur de 2 m. 50 au fond d'un bateau. Le surlendemain, le malade nous a été présenté avec tous les signes d'une fracture de Dupuytren : gonflement considérable, coup de hache, déviation du pied, telle que l'axe de la jambe prolongé passait en dedans du bord interne du pied ; fracture du péroné à 6 ou 7 centimètres de la pointe malléolaire, fracture de la malléole interne à sa base ; à ce niveau, la peau est soulevée et rouge. La pression sur les points fracturés et les moindres mouvements communiqués au pied provoquent une réaction douloureuse extrêmement vive.

Après nettoyage de la peau à l'éther, injection de 3 centigrammes de cocaïne. Au bout de 4 à 5 minutes j'explorai la sensibilité et constatai qu'elle était devenue nulle et que toute contracture avait cédé. Je pus, avec deux doigts, ramener le pied en dedans ; il fut à peine besoin de tenir le pied pour le maintenir réduit ; l'anesthésie persista pendant toute la durée de l'application du plâtre.

L'appareil plâtré était mis à 11 h. 30 ; ce n'est que vers 1 heure que le malade a accusé quelques petites douleurs...

30 juin. — L'appareil est enlevé, le pied est en bonne position et la consolidation parfaite.

Observation II

(Quénu)

Le 24 juin 1908, fracture de Dupuytren chez un homme de 43 ans, alcoolique. Gonflement énorme accompagné de phlyctènes ; à la déviation latérale était joint un glissement du pied en arrière très prononcé. Injection de 3 centigrammes de cocaïne. Réduction facile et indolente. Anesthésie complète, dura deux heures. Vers 1 heure, quelques douleurs jusqu'à 5 heures, mais infiniment moindres que celle qu'éprouvait le malade la veille, avant l'application de l'appareil. Le lendemain et jours suivants, plus de douleurs.

Observation III

(Professeur Soubeyran)

Mme G..., en août 1910, fait un faux pas en descendant un escalier ; fracture de Dupuytren, réduite aisément, sans anesthésie. Application immédiate d'un appareil plâtré (attelles de Maisonneuve). Immobilisation durant 50 jours. Marche bonne et non douloureuse, après une convalescence relativement courte.

Au cours de la convalescence, hydarthrose du genou, qui cède aux moyens thérapeutiques habituels.

Observation IV

(Professeur Soubeyran)

Mme M..., en juin 1910, fait une chute malheureuse. Fracture de Dupuytren grave ; gonflement considérable, le pied est fortement déjeté en dehors, le péroné est fracturé à 6 centimètres au dessus de son extrémité inférieur. Deux jours après l'accident, la fracture est réduite sous anesthésie générale et immédiatement immobilisée en appareil plâtré de Maisonneuve.

Mort par embolie pulmonaire au 12ᵉ jour du traitement.

Observation V

(Professeur Soubeyran)

Mme X..., fracture de Dupuytren, réduite assez facilement sans anesthésie. Application d'un appareil plâtré de Maisonneuve, maintenu en place pendant cinquante jours. Au cours de l'immobilisation, le gonflement périarticulaire ayant diminué, l'appareil devient trop grand, le pied et la jambe jouent dans le plâtre qui n'est pas refait.

A la sortie de l'appareil, le pied est dévié en dehors, consolidé, en valgus ; la malléole tibiale fait en dedans une saillie très forte et aiguë. Les mouvements de l'articulation sont gênés, douloureux. A la demande de la malade, la saillie osseuse est réséquée ; le pied est ramené en dedans. Après une nouvelle période d'immobilisation, le pied, hors de l'appareil, reste encore un peu dévié en dehors. La marche devient suffisamment bonne, à peine douloureuse.

Observation VI

(Professeur Soubeyran)

En septembre 1910, dans le service du professeur Tédenat, entre un blessé atteint de la fracture de Dupuytren ouverte en dedans, au niveau de la malléole tibiale, détachée à sa base Après désinfection soigneuse de la peau, l'ouverture de la plaie cutanée est agrandie, le foyer de fracture est nettoyé, débarrassé des caillots et désinfecté. Par une suture métallique, bien serrée, la malléole interne détachée est soudée au tibia et à l'astragale. Le pied est immobilisé en appareil de Maisonneuve. Résultat bon : marche aisée, non douloureuse.

OBSERVATION VII
(Chaput)

Fracture bimalléolaire par abduction. Valgus, hypertrophie des malléoles, marche douloureuse.

Plâtre : 40 jours. Revu au bout de cinq mois. Pied légèrement dévié en dehors. Epaississement modéré des malléoles interne et externe. Mouvements de flexion presque normaux : la flexion dépasse l'angle droit. Atrophie musculaire. Marche assez facile mais douloureuse. Dans la station debout, le pied est un peu dévié en dehors. Résultat assez bon.

OBSERVATION VIII
(Chaput)

Homme de 35 ans. Fracture par abduction, le 27 mars 1906. Plâtre : 40 jours. Revu en décembre 1906. Pas de valgus. Légère hypertrophie des malléoles. Diminution de l'étendue de la flexion. Le blessé fléchit le pied au delà de l'angle droit. Un peu d'atrophie musculaire du mollet. Marche satisfaisante.

OBSERVATION IX
(Chaput)

Fracture bimalléolaire par abduction. Pas de valgus. Hypertrophie considérable des malléoles et du tibia. Arthrite sèche. Marche douloureuse.

Homme de 67 ans : fracture bimalléolaire par abduction en décembre 1903. Plâtre : 24 jours. Un an après : pied non dévié. Elargissement considérable des malléoles. Les mouvements de flexion sont étendus et s'exécutent sans douleurs. Ils s'accompagnent par moments de craquements. Hyperos-

toses en arrière et en dedans du tibia, et en avant et en
dehors. Marche douloureuse. Résultat assez bon.

OBSERVATION X
(Chaput)

Fracture bimalléolaire. Valgus accentué. Homme de 31 ans.
En 1903, chute d'un corps pesant sur le cou-de-pied, fracture bimalléolaire. Plâtre : 40 jours. En 1905 : malléole interne presque doublée de volume ; malléole externe élargie
de un centimètre. Malléole interne très saillante. Coup de
hache. Déviation du pied en valgus, plus accentuée dans la
station debout. Mouvements de flexion très diminués avec
craquements. Marche difficile. Incapacité de 40 à 50 %.

OBSERVATION XI
(Chaput)

Fracture bimalléolaire par abduction, consolidée en valgus
accentué. Hyperostoses, ankylose partielle.

Homme de 33 ans. Fracture bimalléolaire en août 1906.
Plâtre pendant 40 jours. Revu en janvier 1907.

Elargissement considérable de l'espace bimalléolaire. Malléole interne très élargie (largeur 6 centimètres). Malléole externe : largeur 5 centimètres. Pied dévié en dehors avec équi-
nisme et porté en masse en avant. Etendue de la flexion. 5
à 6 centimètres. Marche très difficile. Hyperesthésie excessive
du membre (névrose traumatique). Atrophie du mollet.

OBSERVATION XII
(Docteur Béraud, d'Arles)

Fracture de Dupuytren, consécutive à une chute de 1 m. 50
de hauteur, sur le pied gauche en rotation externe, le 14 fé-
vrier 1911 : homme de 29 ans.

Gonflement considérable du cou-de-pied ; déviation légère du pied en dehors ; l'axe prolongé de la jambe tombe en dedans du gros orteil. Coup de hache.

Réduction aisée, sans anesthésie. Appareil de Maisonneuve doublé de l'attelle de Dupuytren : maintenu en place 55 jours. Retiré de l'appareil, le pied est en bonne position ; mais la malléole interne est augmentée de volume, douloureuse au toucher ; le cou-de-pied est élargi. Atrophie légère des muscles du mollet.

En septembre, le blessé marche en boitant ; la marche est fatigante et douloureuse.

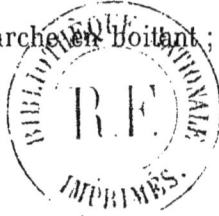

BIBLIOGRAPHIE

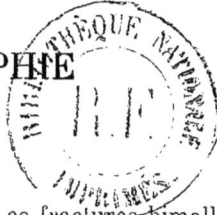

Bulletin de la Société de chirurgie. — Les fractures bimalléolaires. 1906.

CHARBONNEL et BERTRAND. — Bulletin médical. 30 juillet 1910.

CHAPUT. — Les fractures malléolaires du cou-de-pied et les accidents du travail. 1908.

COURT. — Thèse de Paris. 1910.

DAMBRIN. — Archives médicales de Toulouse. 1909.

DESTOT. — Les fractures des malléoles. Lyon chirurgical. 1910.

DUPLAY et RECLUS. — Traité de chirurgie. Fractures de la jambe.

FROGET. — Thèse de Paris. 1910.

GANGOLPHE. — Lyon médical. Année 1890, p. 249 et suivantes. Année 1894, p. 236.

Journal de chirurgie. — 1908 et 1910, 1911.

LE DENTU et DELBET. — Traité de chirurgie. Fractures malléolaires.

LEJARS. — Fractures bimalléolaires (6ᵉ édition).

MALLY et BICHON. — Revue de chirurgie. 1902.

Revue générale. — Gazette des hôpitaux. 1908.

— Monde médical. 1911. p. 840.

SAISSY. — Traitement de la fracture de Dupuytren. Monde médical. 1910. p. 298.

MONTPELLIER. — IMPRIMERIE GÉNÉRALE DU MIDI

www.ingramcontent.com/pod-product-compliance
Lightning Source LLC
Chambersburg PA
CBHW071424200326
41520CB00014B/3574